DE LA NOTION D'ESPÈCES

DANS LES ANGINES

PAR

LE DR SÉNAC-LAGRANGE

Ancien Interne des hôpitaux de Paris,
Vice-Président de la Société d'hydrologie,
Médecin consultant aux Eaux de Cauterets.

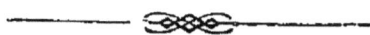

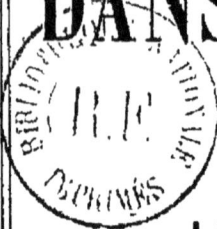

BORDEAUX
IMPRIMERIE J. DURAND
20, RUE CONDILLAC, 20.

—

1889.

APERÇU DE QUELQUES OUVRAGES PUBLIÉS SUR LES EAUX DE CAUTERETS.

Dr Gigot-Suard. Recherches expérimentales sur les effets physiologiques de l'eau la Raillère, à Cauterets. Paris, 1863.
— Études médicales et scientif. sur les eaux minérales de Cauterets. Paris, Baillière, 1863.
— Revue médicale des eaux minérales de Cauterets. Paris, Baillière, 1864.
— Précis descriptif, théorique et pratique sur les eaux minérales de Cauterets. Paris, Baillière, 1869.
— Clinique médicale des eaux minérales de Cauterets. De l'asthme. Paris, Baillière, 1873.
— La phtisie pulmonaire ; effets de l'eau silicatée sulfureuse de Mauhourat dans cette maladie 1874.
— Effets de l'eau bicarbonatée et silicatée de *Rieumiset* dans les affections des voies urinaires et de l'uricémie. Baillière, 1876.

Dr Comandré. Etude sur les eaux minérales de Cauterets. Paris, Baillière, 1868.

Filhol et Réveil. Analyses chimiques des eaux minérales de Cauterets. 1861.

Dr Moinet. Des eaux sulfureuses de Cauterets. Paris, Masson, 1873.
— Des indications particulières des eaux de la Raillère. Paris, Masson, 1875.
— Des indications particulières des eaux de César et des Espagnols. Paris, Masson, 1877.
— Des eaux thermales sulfureuses de Cauterets. Paris, 1879.

Dr Duhourcau. Etude sur les eaux de Cauterets. Paris, Delahaye, 1873.
— La sulfurométrie appliquée aux sources de Cauterets. Paris, Masson, 1876.
— Du traitement de la pleurésie chronique par les eaux thermales sulfureuses de Cauterets. Paris, 1876.
— Recueil d'observations sur les eaux minérales de Cauterets. Fragment inédit d'un manuscrit des Bordeu de l'année 1749. Pau, Cazaux, 1883.
— Esquisse géologique sur Cauterets. 1881.
— Cauterets, ses eaux minérales et leurs effets curatifs. Paris, Delahaye, 1882.
— Traitement de la syphilis par les eaux de Cauterets. Paris, Delahaye, 1883.
— Des eaux de Cauterets dans le traitement des maladies des femmes. 1888.

Dr Sénac-Lagrange. Etudes sur Cauterets. Paris, Masson, 1875.
— Mode d'action des eaux sulfureuses de Cauterets. Paris, Masson, 1876.
— De la nature des dyspepsies et de leurs conditions vitales dévoilées par les eaux sulfureuses de Cauterets. Paris, 1884.
— De l'étiologie constitutionnelle de la phtisie recherchée dans ses formes et leur curation par les eaux sulfureuses de Cauterets. Paris, 1886.
— Application de la médication thermale sulfureuse à Cauterets dans quelques modes d'états congestifs, généraux et locaux. Paris, 1887.
— Étude sur la tradition médicale aux eaux sulfureuses. 1881.
— De la notion d'espèces dans les angines. 1885.
— Traitement de la syphilis par les eaux minérales. 1884.
— De la douche chaude. 1887.
— De la diathèse congestive. Etude critique 1888.

Dr Lahillonne. Histoire des fontaines de Cauterets. Paris, Baillière.
— De l'application du sphygnographe à l'étude de la bronchite chronique. 1883.
— Etude de posologie hydrominérale rationnelle dans les troubles de la respiration et de la circulation. 1887.

Dr Guinier. Méthode pratique du gargarisme laryngo-nasal (4e édition). Pau, 1889.
— La phtisie du Larynx à Cauterets. Pau, Cazaux, 1889.

Dr Garrigou et Duhourcau. Source du Rocher et établissement des Néothermes. Paris, 1882.

Dr Daudirac. Glanages sur le vieux et le nouveau Cauterets thermal : la source du Rocher, la Fontaine-d'Amour, la source du Rieumiset. Toulouse, 1885. Récompensé par l'Académie de médecine. 1886.

Dr Bouyer. L'Inhalation et la Pulvérisation à Cauterets. Pau, Cazaux, 1883.
— Mémoire sur les Etablissements thermaux de Cauterets par Comet et Raimond, publié par ordre du Comité du Salut public, l'an III de la République Française. Nouvelle édition 1883, Pau, Cazaux.
— Du rôle de l'eau de Mauhourat dans la cure de Cauterets. 1883 Pau. Cazaux.
— Essai de classification des eaux thermo-sulfureuses de Cauterets. 1888.

Dr Robert. Des maladies utérines, de leur traitement par les eaux de Cauterets. Pau, Cazaux.

Dr Farges. Les maladies chroniques de la gorge et de la voix. Paris, Alcan, 1884.
— Les eaux sulfureuses thermales des Pyrénées, leurs vertus, leurs dangers ; Méthodes et errements. Paris Steinheil, 1886.
— Eruptions, granulations, ulcérations des organes sexuels de la femme, traitement classique et thermal. Paris 1886.

D^r De Larbès. Le diabète et son traitement par les eaux de Mauhourat. Pau, Cazaux.

DE LA NOTION D'ESPÈCES

DANS LES ANGINES.

« Le temps n'est pas encore venu, écrivait Lasègue dans son *Traité des angines* (1868), où les phlegmasies chroniques des membranes muqueuses et même celles de l'arrière-gorge pourront se décomposer en espèces ou en genres ayant leur définition rigoureuse... »

Le regretté professeur ne disait pas « le pourquoi » et n'indiquait pas davantage comment le temps pourrait servir la notion d'espèces. — Il n'est point ici d'appel à faire à de nouveaux et plus intimes procédés d'investigation par l'intermédiaire des sens!... Il ne s'agit alors que d'un fait, d'une enquête de l'esprit, partant d'une question de méthode, sur laquelle il y a beaucoup à ménager en science où les méthodes sont ordinairement hésitantes de par les aperçus nombreux à résoudre.

En donnant à ce travail le titre : *De la Notion d'espèces dans les angines*, faisant suite à un premier travail : *Des Espèces laryngiennes physiologiques et pathologiques* (1), nous croyons donc répondre à une nécessité pratique en même temps qu'à un besoin de l'esprit.

Cette question de méthode, Lasègue en entrevoit la nécessité. De laquelle faire choix, de la méthode nosologique ou de la méthode pathogénique? La méthode pathogénique exprime le rapport du phénomène à sa condition expérimentale, la méthode nosologique traduit le rapport du fait à sa raison d'être, partant des symptômes reliés à leur cause organique ou constitutionnelle, confirmés par l'hérédité et se traduisant sous

---

(1) *Ann. des mal. de l'oreille et du larynx*, 1888.

des apparences physiologiques comme sous l'aspect pathologique, Car l'état physiologique objectif ou fonctionnel représente déjà des caractères d'espèce en vertu desquels s'établit et évolue l'état pathologique (1).

Telles paraissent aussi les vues de Lasègue : « La spécificité pathogénique des inflammations de l'arrière-gorge ne m'a pas semblé assez solidement établie pour servir de base à une classification. » (*Traité des Angines*, p. 259.)

Comment alors affirmer la nature d'une angine? *ce n'est pas une symptomatologie de plus ou de moins que la différentiation se fait,* continue Lasègue (*loc. cit.*, p. 284). D'un autre côté méconnaître la nature d'une maladie locale parce que cette maladie locale paraît isolée, c'est-à-dire comme fait simple et primitif *manquant alors de l'élément rigoureux d'une maladie existante* (p. 285), est se montrer plus rigoureux, plus difficile que la nature. Les notions d'hérédité acquises, la méthode comparative aidant, quand il se présente un de ces faits primitifs, une manifestation initiale *qui attend son complément* (p. 285), il n'y a qu'à attendre en observateurs avisés la marche d'une évolution.

Et après quelques réticences servant à marquer les difficultés, l'auteur conclut : « La constitution des espèces doit être fondée ou sur la diathèse dont elle est une des manifestations multiples, ou sur les caractères positifs empruntés à l'observation des organes et se produisant avec une suffisante exactitude chez les divers malades, pour que le médecin puisse prévoir l'évolution de la maladie (p. 293). »

Nous dirons à notre tour : La constitution des espèces doit être fondée sur la considération de l'état constitutionnel, sur les caractères physiologiques et pathologiques empruntés à l'observation des organes et dérivant de la cause constitutionnelle, soumise à une certaine évolution et bénéficiant d'une certaine médication.

---

(1) L'état physiologique crée le type, l'état pathologique l'accentue... Comment en serait-il autrement! L'évolution physiologique serait donc une évolution sans cause et par contre sans direction! (*Ann. des mal. de l'oreille et du larynx*, p. 250; 1888.)

I

Considérons l'angine rhumatismale et jugeons des caractères de la forme aiguë!

Il ne paraît pas que ces caractères aient présenté rien de spécial à poser la question de nature, puisque, avec l'auteur de l'article ANGINES du *Dictionnaire encyclopédique* (professeur Peter), la plupart admettent que « dans l'angine rhumatismale, plutôt l'ensemble des phénomènes antécédents ou concomitants, plutôt les caractères extrinsèques que les intrinsèques démontrent quelle est la nature de l'angine ». En sorte qu'il faudrait appeler rhumatismale toute angine aiguë dans le début ou l'évolution de laquelle apparaît une manifestation rhumatismale!...

Et les coïncidences, et les complications!... Supposons, par exemple, une complication rénale surgissant sous forme d'albuminurie, sous l'influence d'une même occasion, le froid humide. Elle serait appelée rhumatismale et l'ensemble serait compris dans l'épithète commune d'angine et albuminurie rhumatismales!... Si la chose peut être, elle n'en est pas moins souvent en contradiction avec les faits.

Dans un mémoire communiqué à la Société médicale des hôpitaux en 1882, le Dr Laure, agrégé et médecin des hôpitaux de Lyon, en face de faits de cet ordre, ne se prononce pas et fait ses réserves. Or, quand on analyse les douze observations, base de ce travail, on reconnaît aisément que les lésions du lymphisme dominent : amygdales tuméfiées avec sécrétion pultacée, gonflement de la luette, etc. Parfois, avec ces lésions, · manifestation arthritique plus ou moins ancienne et nouvelle (souffle aortique, excrétion uratique, rhumatisme articulaire et musculaire...). Dans l'ensemble des cas, albuminurie aiguë en même temps, guérissant dans des conditions de temps normales et suivie à deux fois de récidive, ce qui implique une influence bien manifeste de tempérament!... Dans un cas, les urines contenaient quantité de microbes et bactéries, rappelant les *néphrites d'élimination* de

Kannenberg! — Il est de fait que le lendemain on n'en trouvait plus. — Les malades observés étaient certes des lympho-arthritiques... Angine et néphrite étaient de nature lymphique de par les lésions et l'évolution. — Ici donc, la manifestation rhumatismale était en coïncidence avec des manifestations lymphiques! L'auteur ne le reconnaît-il pas implicitement quand il juge ainsi et avec vérité : « Ne pourrait-on invoquer dans l'espèce un état catarrhal de l'épithélium des tubuli, qui participeraient ainsi de l'impression générale des muqueuses (1)! »

Arrivons aux caractères locaux objectifs et subjectifs. Etant donnée une muqueuse normale, à érythème physiologique (muqueuse rose, chorion mince et transparent, vascularisation artérielle légère, larges îlots intervasculaires, couleur charnue des muscles des piliers vus par transparence), telle qu'elle se présente chez le sujet plus spécialement arthritique, supposons que l'angine survienne, précédant de loin ou de près la manifestation rhumatismale : les caractères de l'érythème (2) se montreront dans toute leur activité : rougeur plus ou moins ardente, toujours vive..., piliers, voile du palais, paroi pharyngée, d'emblée ou tour à tour luisants et secs, luette hyperhémiée. En même temps sensation d'ardeur, dysphagie intense, plus intense que ne l'indique l'état anatomique des parties, car il n'est pas rare que le patient souffre d'une gêne vive de la déglutition sur un érythème à peine marqué et que cette gêne ou douleur survive à la disparition de tout érythème.

Mentionnons un élément qui n'avait pas échappé à Lasègue, mais qu'il n'avait considéré que dans l'état morbide, nous voulons parler des varices de l'arrière-gorge... Existant à l'état normal comme à l'état pathologique, visibles sur la paroi pharyngienne, à la base de la langue, etc., dans des conditions d'arthritisme, cet élément a sa valeur de nature et interviendra comme

(1) *Union médicale*, octobre 1882.
(2) Les éruptions cutanées et muqueuses du rhumatisme articulaire aigu affectent essentiellement le type érythémateux (E. BESNIER, *Dict. encylc. sc. méd.* — RHUMATISME.)

tel, alors qu'on est à même de croire à des complications accidentelles (pharyngorrhagie etc.).

Nous laissons de côté les phénomènes généraux qui peuvent accompagner l'angine, encore qu'eux aussi aient leurs caractères, car rien dans l'organisme n'est livré au hasard.

Qu'une manifestation rhumatismale quelconque se présente en même temps que l'angine ou soit absente, les caractères précités n'en ont pas moins leur valeur de nature, étayés du reste qu'ils peuvent être des notions d'hérédité.

Variétés ou différences dérivent du tempérament. — Avec un érythème plus passif qu'actif, c'est-à-dire à teinte sombre, on observera une luette plus œdématiée qu'hyperhémiée, des amygdales particulièrement augmentées de volume. Cette augmentation de volume survenant sur des amygdales déjà grosses, hypertrophiées physiologiquement, on reconnaîtra là l'empreinte du lymphisme, tel qu'il résulte de son métissage avec l'arthritisme

Après les phénomènes objectifs, les phénomènes subjectifs ou fonctionnels. — De ceux-ci, le plus intéressant, le mieux adapté à l'organe est le spasme qui s'exprime à l'état aigu en douleur ou dysphagie dans l'acte de la déglutition. Spontané, existant sous forme de douleur obtuse, lourde, généralisé parfois aux muscles des mâchoires, subissant des exacerbations tantôt spontanées, tantôt sous des influences atmosphériques (vent, humidité), il constitue à l'état chronique un véritable *rhumatisme guttural fonctionnel.*

« J'ai vu, écrit Lasègue (*loc. cit.*, p. 205), des sensations douloureuses de la gorge prendre des proportions incommodes sans que l'examen le plus attentif fît découvrir une lésion extérieure. » Il est aussi des phénomènes de sensibilité locale (gêne, ardeur vive) se présentant dans les mêmes conditions, sans lésion, indifférents à toute médication jusqu'au moment où ils disparaissent d'eux-mêmes et d'emblée.

Dans certaines conditions d'acuité vive ou spéciale (fièvres éruptives) et de tempérament, l'érythème devient granulé. Le voile du palais, les diverses portions de l'isthme, la paroi pharyngienne, se couvrent de petites granulations de la grosseur d'un grain de semoule, d'un rouge plus vif que celui de la muqueuse.

A l'état chronique, ces granulations, rarement primitives, le plus souvent secondaires, compliquent l'angine folliculaire et les lésions de phthisie pharyngée.

Unie plus ou moins à la forme érythémateuse ou érythémato-granuleuse ou séparée, en apparence du moins, mais toujours de nature avec ses congénères, apparaît la forme catarrhale. Ce catarrhe se trouve tantôt sous forme d'un vernis léger visqueux et transparent tapissant d'une couche légère, comme d'un glacis, la paroi pharyngienne à laquelle il adhère intimement, d'autant plus visible que le relèvement du voile du palais permet l'inspection des parties supérieures. D'autres fois, plus souvent, il se montre sous forme d'expuition grumeleuse, perlée, analogue à un grain de riz, d'amidon, à une goutte d'empois de consistance toujours visqueuse, et cette expuition surgit sur un mouvement de toux, un hemmage forcé, un éternuement spontané, le matin sur des efforts de débarras des premières voies, sans qu'on puisse bien dire si c'est du pharynx buccal, du pharynx nasal ou du larynx que vient la sécrétion.

Quant au *substratum anatomique* du catarrhe arthritique, nous le connaissons dans son expression typique : muqueuse mince, lisse, plus ou moins érythémateuse, etc. Nous devons ce que sont les variétés atténuées et dans quel sens de tempérament plus ou moins double, nous devons les comprendre : muqueuse moins vive, plus pâle, piliers plus sombres, épaississement partiel sous forme de replis et de rides pharyngiennes latérales, amygdales plus ou moins hypertrophiées, plutôt moins que plus, luette humide et légèrement gonflée. L'état fonctionnel aussi a ses nuances : le spasme, s'il n'est pas spontané, provoqué par les irritants gutturaux, survient sous forme de suffocation ou d'efforts de nausée sur un examen simple du pharynx ou à l'aide de l'abaisse-langue.

Parfois, ce n'est pas le catarrhe, c'est la tendance catarrhale : les patients graillonnent.

Entre temps, les mucosités, quelque minimes qu'elles soient, sont tellement adhérentes, la gêne, l'embarras provoqués sont tels, que la contraction musculaire s'épuise en efforts d'expuition caprinine, hemmage, raclements naso-pharyngiens allant jusqu'à la fatigue, quelquefois jusqu'à la nausée.

Plus près, la langue présente sa signature arthritique : elle est fendillée, à rhagades, etc. Plus loin, phénomènes dyspeptiques, conjection hémorrhoïdaire.

II

Une forme morbide autre est donnée, soit la forme herpès qui crée l'angine herpétique! Cherchons les conditions de son origine qui doivent nous mener à la connaissance de sa nature.

Conditions de tissu. — Alors que certains herpès apparaissent sur un fond sec, érythémateux, d'autres sont constatés avec et sur des amygdales hypertrophiées, une luette œdématiée, etc., deux espèces d'état aigu, en un mot.

Conditions de siège. — Si le siège de l'herpès est fréquemment l'amygdale, il n'en occupe pas moins le voile du palais, la face antérieure de la luette.

Conditions d'apparition. — Après les provocations extérieures, comme le froid et surtout le froid humide, nous avons à enregistrer, surtout toute occasion morbide individuelle, telle que celle qui résulte de l'évolution d'une maladie vive, aiguë (pneumonie, grippe, fièvre, synoque), de sa convalescence, auquel cas, elle se présente comme un phénomène de crise... Agissent de même les perturbations fonctionnelles comme celles qui accompagnent l'établissement de la fonction cataméniale.

Ces conditions diverses se doublent des conditions de rapport. L'esprit n'est-il point tenu en éveil par ce fait entrevu par Féron (1), que diverses variétés d'angine, telles que l'angine glanduleuse, prédisposent à l'angine herpétique, alors que des rapports présents et éloignés établissent mieux encore les parentés morbides! Les

_____

(1) *Thèse*, 1858.

rapports présents sont moins l'apparition d'herpès sur d'autres muqueuses (lèvres, prépuce), que des phénomènes de rhumatisme proprement dit provoqués par une même influence occasionnelle. Les rapports éloignés sont également des phénomènes d'ordre rhumatismal ou arthritique, mais nombreux, variés, protéiques de ceux-là qui, avec le contrôle de l'hérédité, servent à établir la constitution arthritique. Nous avons pu suivre en maintes circonstances, dans une plus particulièrement, la filiation de ces phénomènes d'espèce : dans la période du jeune âge, stomatite aphteuse ; plus tard, dans l'adolescence et l'âge mûr, angines, soit érythémateuse, soit herpétique, rhumatisme musculaire, névralgique, dyspepsie, furoncles, pityriasis...

Ces conditions de rapport se complètent des — conditions d'hérédité qui expliquent et sanctionnent le tempérament.

Et alors l'idée certaine qu'une cause constitutionnelle simple ou double est toujours présente pour assurer la forme de l'élément morbide, les causes provocatrices adjuvantes ou occasionnelles se rangent d'elles-mêmes en leur lieu et place. Les conditions de tissu n'ont rien qui nous surprenne dans leur opposition : ici une apparence érythémateuse, là un gonflement amygdalien. Le soulèvement symptomatique plus ou moins général qui accompagne l'angine herpétique ne nous étonne pas davantage ! Si l'arthritisme est en plus, céphalalgies intenses à forme névralgique, que les observateurs ont toujours jugées dépassant la mesure de la lésion à propos de laquelle elles surviennent. « Il n'existe pas, écrit Lasègue (1), de phlegmasie pulmonaire ou autre qui occasionne une aussi vive céphalalgie à sa première période. » En même temps, au milieu d'une réaction plus ou moins aiguë, des phénomènes plus particuliers de spasme pharyngo-laryngien ou de constriction thoracique, ou de barre stomacale, etc. Si le lymphatisme domine, fatigue, dépression des forces, état catarrhal des premières voies...

Ces considérations nous paraissent nécessaires pour

(1) *Traité des angines*, p. 56

avoir la raison des faits complexes dans l'évolution desquels se montre l'angine herpétique.

Dans son Mémoire sur l'herpès guttural, Gubler (1), qui a surtout considéré l'herpès comme phénomène critique dans les maladies *a frigore*, cite l'observation d'un herpès pharyngien coïncidant avec un rhumatisme articulaire. Dans une deuxième observation, l'angine herpétique coïncide avec une maladie de Bright ou néphrite lympho-scrofuleuse.

De tous les travaux où ont été étudiées les diverses conditions de l'angine herpétique ceux envisageant la nature rhumatismale de l'éruption font en général défaut, ou, en les mentionnant, ne mettent point en relief les phénomènes subjectifs de cuisson, d'élancements, qui lui sont communs avec les maladies de la peau de même ordre et de même nature.

Se fondant sur l'action provocatrice du froid relativement à l'éclosion du zona et de l'angine herpétique, A. Ollivier pense que bon nombre d'angines herpétiques pourraient bien n'être qu'un zona de la branche moyenne du trijumeau (2). On sait la parenté étroite du zona avec le rhumatisme!

III

De la lecture des premiers auteurs, il résulte qu'angine glanduleuse ou granuleuse, de nature arthritique, et angine folliculeuse, de nature lympho-scrofuleuse ont été confondues sous une même description. Rien d'étonnant à cela : les procédés histologiques d'alors, inférieurs aux nôtres, n'avaient pas pénétré l'existence du follicule, la glande en grappe apparaissait seule sous l'objectif et les caractères macroscopiques étaient tout. Cependant l'observation clinique posait la différence des causes : « Comme on admet des dermatoses scrofuleuses, écrivait Gueneau de Mussy (3), certaines

---

(1) *Bull Soc. méd.*, 1857.
(2) Le zona des branches supérieures et inférieures du trijumeau a été constaté dans une douzaine de cas, mais on n'a pas encore signalé le zona circonscrit à la branche moyenne.
(3) *De l'Angine glanduleuse,* p 118.

granulations muqueuses ne pourraient-elles pas se développer sous la même influence diathésique?... Les tonsilles, qui, par leur structure, leurs attributions fonctionnelles, leurs sympathies morbides, ont tant de rapport avec les glandules du pharynx, sont très souvent engorgées chez les scrofuleux. Il m'a semblé que, sous l'influence strumeuse, les granulations se montraient plus saillantes, plus volumineuses, etc. »

La lésion de la glande en grappe peut certainement compliquer la lésion folliculaire, mais à titre secondaire, et l'angine folliculeuse reste le vrai type primitif. Elle coexiste le plus souvent avec le catarrhe lympho-scrofuleux : « ... L'inflammation des fosses nasales postérieures en est très souvent le premier degré... Tous les matins, les malades ramènent de ces parties des mucosités épaisses, d'un jaune verdâtre, parfois demi-concrètes, etc. (*loc. cit.*, p. 27). »

Cependant l'angine granuleuse arthritique, celle-là que G. de Mussy appele herpétique, coïncidant avec l'eczéma, l'herpès, le psoriasis, la calvitie, etc., et des phénomènes généraux d'arthritisme, a une existence clinique. Ainsi, Gueneau de Mussy la rencontre dans une épidémie de grippe, et il est convaincu qu'il est des inflammations catarrhales simples à forme granuleuse. Durant cette épidémie, les enfants affectés, au milieu des phénomènes catarrhaux, présentaient des phénomènes plus particuliers de *laryngite striduleuse,* et ces enfants, dont plusieurs avaient eu des eczémas, des pityriasis, etc., avaient le pharynx *granuleux.* La maladie terminée, les granulations rétrocédaient, mais sans disparaître! Par ailleurs, on les voyaient coexister avec des respirations sifflantes, des rhoncus... — Il y a là des rapports intimes et par conséquent des rapports de nature.

Même opposition et même rapport de nature dans la phénoménalité observée en même temps sur l'organe laryngien! Et d'abord, quantité de personnes porteuses de granulations physiologiques ou pathologiques ne sont pas le moins du monde affectées du côté du larynx Sans doute, la voix parlée, la voix chantée surtout, exigent, en dehors de la voix articulée, des conditions particulières pour ces lieux de retentissement qui donnent à la voix un complément de timbre, de pureté, d'étendue, et certainement quelques granulations pharyngiennes peuvent gêner ces qualités de la voix. Mais à l'état physiologique comme à l'état morbide, c'est-à-dire avec l'angine folliculaire surtout, il est un état fonctionnel du larynx où la voix devient basse, voilée, rauque, plus ou moins aphone, après un certain exercice, l'intervention d'une cause dépressive ou morbide (refroidissement, etc.). C'est là une altération en moins du dynamisme de l'organe, une atonie fonctionnelle qui fait partie intégrante de la vie de l'organe, constitutionnelle dès lors, et qui accompagne l'organe dans toutes ses modifications matérielles, catarrhales ou autres (1).

Mais, dira-t-on avec Gueneau de Mussy : « l'altération organique du larynx est évidemment la cause principale du trouble fonctionnel qui caractérise cette affection. Aussi, bien qu'en général il soit en rapport avec la lésion pharyngienne, le rapport est loin d'être absolu... On voit des malades chez lesquels les fonctions vocales sont gravement atteintes et dont le pharynx ne présente qu'un petit nombre de granulations, et d'autres, au contraire, chez qui cette lésion est très prononcée, sans que leur voix soit notablement altérée (2). » Il convient alors de réserver le nom de laryngite ou d'atonie fonctionnelle laryngienne aux faits de la première catégorie, et de laisser aux seconds le nom d'angine *granuleuse* ou d'état granuleux, considérant comme physiologiques les quelques granulations pharyngiennes observées.

Que si le rapport entre ces deux états est réel, que si l'un est fonctionnel et l'autre organique, force est bien d'en référer à un état physiologique! et comme dans les états physiologiques il y a deux aspects différents, opposés, autour de chacun desquels viennent se grouper des variétés, il est de toute nécessité de leur imposer une cause générale différente, intervenant à l'état physiologique comme à l'état pathologique. C'est cette cause double dont il importe de connaître l'expression,

_____

(1) Des espèces laryngiennes, etc. (*Ann. mal. or. et larynx*, p. 240 1888.)
(2) *Loc. cit.*, p. 60.

les effets physiologiques du moment et du lendemain, de l'évolution normale, en un mot, comme l'expression morbide ou de l'évolution anormale (1).

Au point de vue fonctionnel, tous les phénomènes laryngiens représentent la faiblesse ou la force. Nous venons de donner une idée des premiers. Le dynamisme parfait représente le second; il s'y joint des symptômes d'irritabilité (chaleur, picotements), de spasme. — *Première opposition*. Cette opposition se retrouve dans l'état organique des parties : « Tantôt les amygdales sont augmentées de volume, tantôt elles sont atrophiées. Sur une injection vive, on aperçoit de petites saillies comme des grains de semoule, la muqueuse peut présenter une coloration *écarlate*, un aspect *luisant*, comme *vernissé*... D'autres fois, c'est une rougeur vive, foncée, avec une surface *grenue* et *chagrinée* sur laquelle se détachent quelques granulations plus saillantes, arrondies, *lenticulaires* ou *pisiformes*, que présente cette muqueuse dans les conditions normales. — Les granulations, quelle que soit leur forme, *isolées* ou en *groupes*, formant alors des *plaques*, des *séries moniliformes*, ont une coloration tantôt plus *rouge* et plus *foncée* que celle de la muqueuse voisine; elles sont *violacées* dans certains cas, d'autres fois *jaunâtres* à leur sommet... Cette disposition hypertrophique des glandules sous-muqueuses s'étend aux follicules du tiers postérieur de la langue! Chez quelques sujets, toutes les parties que nous venons de décrire paraissent *épaissies*, comme *hypertrophiées*, de manière à rétrécir *l'ouverture* du *gosier*. Il est commun de voir la surface pharyngienne tapissée de *mucosités spumeuses*... S'il y a coïncidence de coryza aigu ou chronique, elle est couverte de *mucosités épaisses*... État variqueux des capillaires... Les granulations arrivées à un certain développement conservent à peu près le même volume; elles sont *saillantes*, *larges*, *dures* sous le doigt; très rarement j'y ai observé quelque dépression, quelque anfractuosité qui ressemblât à une ulcération.

---

(1) Peut-être, chez certains sujets, la scrofule et l'herpétisme!, concourent-ils simultanément au développement de l'affection glanduleuse, comme on voit des maladies cutanées qui semblent relever de cette double origine. (*De l'Angine glanduleuse*, p. 118.

Suivant le Dr Green, au contraire, elles *s'ulcéreraient* très fréquemment, etc. (1). »

Ainsi, opposition et nuances accentuées divisent la phénoménalité subjective ou objective... Où puiser la raison de cette opposition et de ces nuances? Les auteurs qui ne font rien ressortir d'elles et les embrassent d'une même observation sèche ne sont pas cependant sans en appeler, en fait de principes, à un rapport auquel ils ne reviennent peut-être pas assez pratiquement : « Les douleurs rhumatismales sont très communes chez les sujets dartreux, écrit Gueneau de Mussy. Il ne répugne pas, en effet, à la raison d'admettre que plusieurs diathèses puissent combiner leur action ou se remplacer dans leur manifestation (2)... » C'est en effet dans une combinaison de leur action que réside la raison de ces nuances observées, comme l'opposition des phénomènes se retrouve dans leur différence d'action.

L'anatomie pathologique rend également compte de cette opposition, en témoignant elle-même. — L'hypertrophie la plus simple de la glande en grappe (augmentation de volume des acini et leurs conduits) est la lésion de l'angine granuleuse arthritique. En dehors des vaisseaux un peu plus volumineux et plus serrés qu'à l'ordinaire, la trame cellulaire n'est en rien affectée, la résistance des tissus aux lésions domine.

Le larynx est, en général, le reflet du pharynx, et on a pu observer avec la même rareté, mêmes granulations épiglottiques, aryténoïdiennes, même aspect granuleux des cordes vocales supérieures! Ces granulations peuvent gêner la fonction locale comme lésion! moins qu'il ne le paraît cependant, car le dynamisme fonctionnel est ici d'ordinaire en plus, mais il peut diminuer sur des conditions d'hybridité morbide... Ce parallèle pharyngien et laryngien s'établit mieux pour d'autres éléments plus communs, comme l'élément érythémateux et catarrhal, auxquels s'adjoint l'élément granuleux, substratum du catarrhe. En tous cas, les éléments morbides matériels d'ordre arthritique et lymphatique

---

(1) *Traité de l'angine glanduleuse*, p 55. etc.
(2) *Loc. cit.* Introduction, p. XXIX.

sont en rapport avec les éléments fonctionnels repré-
sentant le stimulus ou l'atonie. C'est là la raison du fait
que beaucoup d'auteurs ont jugé être le retentissement
de la maladie pharyngienne sur le larynx, alors que le
rapport et la comparaison des phénomènes indiquent
que, sous l'influence d'une cause constitutionnelle,
pharynx et larynx se trouvent affectés par les mêmes
éléments morbides matériels et fonctionnels, ont une
même vie pathologique, en un mot, comme ils ont une
même vie physiologique. Rien d'étonnant donc qu'on
ait appelé angine granuleuse ce qui n'est autre chose
qu'un état laryngo-pharyngien à éléments complexes
et combinés sur la nature desquels il y a à rechercher,
mais où la granulation paraissait dominante. « Quelques
médecins, dit Gueneau de Mussy (*loc. cit.*, p. 103),
pensent que l'affection du pharynx suffit le plus souvent
pour expliquer l'altération de la voix! Qu'elle puisse
exercer quelque influence sur son timbre, cela est
possible; mais je crois que toute modification sérieuse
de la voix suppose la participation du larynx à l'affection granuleuse. » Affection granuleuse, ou plutôt
atonie fonctionnelle, car l'affection granuleuse est rare
et l'atonie fonctionnelle commune.

Au surplus, que disent les mêmes auteurs sur les
résultats de la médication sulfureuse ou artificielle?
« Les granulations ont diminué, quelquefois même dis-
paru...; plus souvent, la rougeur s'efface, l'état granuleux du pharynx persiste encore, *mais ne met pas
obstacle au rétablissement des fonctions vocales* (1)... »
Chomel, qui regarde l'affection du pharynx comme
l'élément principal de la maladie, se contente de cauté-
riser la région à l'aide d'une solution au nitrate d'argent,
et il a obtenu des guérisons par cette méthode. Trous-
seau dit avoir observé de bons effets des cautérisations
du pharynx, même dans les cas où le larynx paraissait
sinon exclusivement, du moins spécialement affecté!

Faudrait-il voir là, se demande l'éminent clinicien,
un phénomène de dérivation? le tonique irritant a-t-il
agi en centralisant vers le point touché la fluxion

---

(1) G. DE MUSSY, *Traité de l'angine glanduleuse*, p. 139.

inflammatoire? Au surplus, la guérison, comme la maladie, ne semble-t-elle pas quelquefois se propager par continuité!

Suppositions qu'on pourrait tout aussi bien remplacer par de plus simples : la cautérisation s'adressant directement à la muqueuse granuleuse, la guérison du larynx affecté fonctionnellement d'atonie ne s'est-elle pas effectuée d'elle-même sur le repos et l'excitation stimulante que comporte le traitement de la maladie!

Ne sommes-nous pas aidé dans cette supposition par la réflexion de l'auteur qui a le plus spécialement étudié l'angine glanduleuse : « Il en est des angines granuleuses, écrit Gueneau de Mussy (*loc. cit*, p. 168), comme de toutes les affections de racine herpétique; on en rencontre dans lesquelles les traitements les plus méthodiques n'obtiennent qu'un soulagement incomplet ou une rémission passagère. Il en est quelques-unes qui, après avoir résisté pendant des mois et des années cèdent enfin sans qu'on puisse déterminer les conditions qui ont amené cet heureux résultat. »

En somme, de tous les éléments qui servent à constituer l'angine granuleuse arthritique, les plus fixes sont les éléments fonctionnels faits de spasme, d'irritabilité sensitive, empruntés au pharynx ou à l'organe avec lequel il est en continuité, le larynx, des éléments de coexistence et de même nature apparaissant d'ailleurs sur divers systèmes (prurit, congestion veineuse, arthralgie, dyspepsie). La granulation, moins fixe, est plus consécutive que primitive, répétons-le... Aussi, coexistant avec la lésion de l'angine folliculaire, c'est en définitive un cas d'hybridité morbide complète, qui se trouve ainsi constituée, anatomique et phénoménale, où tantôt le lymphisme domine sous forme fonctionnelle (atonie dynamique) ou matérielle, tantôt l'arthritisme. C'est là ce qui se dégage des faits. — Chez 56 malades atteints de tumeurs adénoïdes óu d'angine folliculaire, le Dr Coupart relève comme accidents antérieurs, chez 45, des accès d'angine striduleuse (1). La tumeur adénoïde elle-même, chez nombre d'enfants,

---

(1) COUPARD, *Rev. de clinique et de thérapeutique*, 7 juillet 1887.

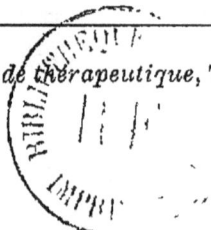

réveille les mêmes accès! Et cependant, l'influence de
la lympho-scrofule ne fait de doute pour personne dans
l'établissement de l'angine folliculaire et des tumeurs
adénoïdes. Et Chatellier (1), dans sa thèse, écrit : « On
trouve bien aussi sur la paroi postérieure du pharynx
des *glandes*, ou plutôt des amas *glandulaires augmentés
de volume ;* mais les saillies qu'ils forment sont en bien
petit nombre, si on les compare aux granulations folliculaires. »

Qu'est donc l'angine folliculaire, dite aussi angine
granuleuse ou glanduleuse? C'est un type bien défini
de lympho-scrofule pharyngienne, en rapport de nature
et de coexistence le plus souvent avec les tumeurs
adénoïdes du pharynx. L'exagération formative du tissu
adénoïde sous forme diffuse ou de tumeurs à volume
variable en est la lésion, telle qu'elle ressort des des-
criptions de Meyer de Copenhague (1874), de Lœvenberg
(1879), de Cornil (1883), de Chatellier (1886), etc. Pour
ce dernier auteur, l'étiologie des tumeurs adénoïdes
est inséparable de celle de l'angine dite granuleuse,
ou glanduleuse, ou folliculaire : « Les granulations de
la paroi pharyngienne ne sont, en réalité, que la dissé-
mination sur une large surface des éléments qui,
agglomérés, constituent la tonsille pharyngienne... »
« L'hypertrophie des follicules disséminés (angine
glanduleuse) coïncide très souvent avec celle des follicules agminés (tumeurs adénoïdes)... » La lésion est
surtout marquée sur le pharynx nasal : à la rhinoscopie
postérieure, elle apparaît à M. Chatellier dans les conditions suivantes (*loc. cit.*, p. 35) : « Muqueuse remplacée
par un tissu épais, rougeâtre d'apparence fongueuse,
recouvert d'un mucus puriforme... Petites masses,
grosses comme une cerise ou une lentille, appendues à
la voûte... Chez d'autres sujets, lésion plus étalée en
surface, cavité naso-pharyngienne tapissée de petites
tumeurs mamelonnées; muqueuse du pavillon des
trompes envahie... D'autres fois, on ne voit pas de
tumeur, mais la cavité naso-pharyngienne tend à disparaître par la masse de tissu morbide, etc. »

---

(1) *Des Tumeurs adénoïdes du pharynx*, p. 39; 1886.

Sur le pharynx buccal, les lésions ne peuvent être qu'atténuées, puisque le follicule est isolé ou se présente en amas de deux, trois, six... Les granulations sont ovoïdes ou arrondies, tranchant sur la muqueuse par leur saillie, leur coloration moins foncée.

Sur les parois latérales, ces follicules tuméfiés forment souvent deux colonnes.

De même que pour les granulations glandulaires, les granulations folliculaires sont le substratum du catarrhe lympho-scrofuleux.

IV

Que l'angine aiguë soit appelée angine catarrhale, angine catarrhale muqueuse (1), angine inflammatoire, angine phlegmoneuse, il est d'observation que le terrain lymphatique, pour employer l'expression admise, crée la prédisposition à l'acuité, contient et explique la phénoménalité locale faite de gonflement, d'œdème et rougeur œdémateuse, de sécrétion muqueuse, muco-purulente, muco-sanglante et pultacée (amygdalite), etc., de même que la phénoménalité générale — réalisant toutes deux dans certaines conditions l'angine infectieuse! — comme elle contient, explique et réalise toute complication (adénite simple ou suppurée, etc.,) et toute terminaison par suppuration (angine phlegmoneuse, abcès amygdalien, rétro-pharyngien), par ulcération simple ou pseudo-membraneuse (couenneuse), spécifique (diphthéritique), par sphacèle ou gangrène; en sorte que la terminaison prouve et assure par elle-même la nature de la maladie. Aussi Lasègue se refusait-il, dans son *Traité des angines*, à l'étude particulière de l'angine gangréneuse ou ulcéreuse, etc. « J'ai de parti pris, écrit-il dans son introduction (p. XXII), refusé d'ouvrir un chapitre distinct aux angines gangréneuses, ulcéreuses, couenneuses, etc Je crois qu'on rend à la pathologie un détestable service toutes les fois qu'on prend ainsi un des temps d'une lésion mobile pour en

---

(1) *France médicale*, 7 juillet 1881

faire la caractéristique d'une espèce morbide..., etc. »
C'est parler de raison, et il n'est pas de clinicien se ren-
dant au sens des choses qui ne reconnaisse la vérité de
ce jugement. Le nom d'angine *gangréneuse, ulcéreuse,
couenneuse* répond donc à une apparence; il peut
d'autant mieux être conservé, qu'il préjuge suffisam-
ment de *l'espèce* à laquelle l'angine appartient.

Prononcer le nom d'angine *gangréneuse, ulcéreuse,*
c'est évoquer d'emblée le *lymphisme* ou la *lympho-
scrofule* et leurs processus anatomiques, quelque soit la
maladie locale ou générale surajoutée (fièvre éruptive,
typhoïde, etc.). Certes la gangrène des amygdales est
une terminaison possible de l'angine inflammatoire,
conséquence de l'excès d'inflammation, quelle que soit
sa nature, — encore que l'étranglement n'y ait pas sa
raison d'être; — mais combien le fait est-il rare, et
peut-on tirer des lois d'un fait rare et une *espèce* d'un
accident et non d'un fait commun?

Il en est de même de l'angine couenneuse spécifique
ou non ou approchant de la spécificité! la part du tempérament s'y retrouve moins dans le produit particulier
que dans sa formation facile, son extension ou sa limitation, sa résistance ou son obéissance à la médication
locale, jusqu'à ce que la spécificité triomphe de la
résistance qui est, plus ou moins, le mode d'être et la
raison du tempérament.

Le propre de la cachexie est de rapprocher les états
constitutionnels, de ne plus marquer d'antagonisme ni
de différence entre eux, de livrer par contre les tissus
aux conditions chimiques qui préparent et favorisent le
développement de produits spéciaux ou spécifiques,
comme le muguet, etc., celui-ci pouvant apparaître
alors dans tout état de tissu relevant du lymphisme
comme de l'arthritisme.

Mais revenons au mode chronique, qui, avec le mode
physiologique, doit rester notre point de départ.

On a peine à se figurer le catarrhe même le plus simple
chez le lymphatique avec une muqueuse normale.
Il est certain que l'érythème passif à teinte sombre,
violette, que l'angine folliculaire, sont souvent son
substratum! La condition la plus ordinaire sous laquelle
nous l'avons vu se résumer est la suivante : sur une

muqueuse pâle, normalement épaisse, granuleuse ou mamelonnée par places, mélange d'état physiologique et de folliculite, la sécrétion se présente sous forme d'un ruban de mucus assez épais, blanc grisâtre ou blanc jaunâtre, modérément visqueux, allant dé la partie supérieure de la paroi pharyngienne au niveau du bord et de la face postérieure du voile du palais. Aussi passe-t-elle inaperçue, si on n'a soin, par de larges inspirations, de provoquer le soulèvement du voile. Le peu de viscosité de la sécrétion suffit à en fixer la forme, mais ne lui permet pas de résister à la plus simple douche ou lavage nasal, pas davantage aux mouvements d'expuition. C'est donc au premier examen du matin que le diagnostic se fait; mais vu l'indolence de la muqueuse, pour laquelle la sécrétion n'est point toujours un obstacle dont elle cherche à se débarrasser, nous l'avons maintes fois rencontrée dans les examens soit de l'après-midi, soit du soir.

Avec la durée, cette sécrétion est plus ou moins concrète : G. de Mussy la décrit sous forme de « concrétions demi-solides, cylindriques, longues d'un centimètre et demi environ, du diamètre du petit doigt, *vertes*, ressemblant assez, pour l'aspect comme pour la consistance, à des morceaux d'asperges cuites ».

Finalement, elle aboutit à une forme sèche, bien étudiée par notre ami Lemaistre (de Limoges) dans sa thèse de 1875. Sur la paroi postérieure du pharynx, en divers points de la largeur jusqu'au niveau du voile du palais, on observe de petites croûtes minces, sèches, brunes, recroquevillées sur leurs bords, en forme de godet (Troeltsch), portant plus particulièrement l'empreinte de la paroi, plus déprimées par conséquent, quand elles proviennent des fossettes de Rosenmüller ou de l'embouchure des trompes. C'est que le catarrhe a gagné du côté des fosses nasales, sans cependant engager l'appareil auditif. Il peut également gagner le larynx : — des sécrétions concrètes ont été vues recouvrant en partie — les cordes (1), l'aphonie fonctionnelle s'y joignait.

---

(1) Moure, *Revue mensuelle de laryng.*, 1883.

C'est là un état chronique à longues périodes, susceptible sinon de guérison, du moins de récidives faciles, dominées par conséquent par l'état constitutionnel, dont on peut dire avec le professeur Hardy : la maladie constitutionnelle ne s'éteint qu'avec l'individu.

L'érythème lympho-scrofuleux, par ses couleurs et l'ensemble de ses caractères objectifs, rappelle tout à fait l'érythème observé chez certains fumeurs de profession. Si la chose est vraie, c'est en ce sens que le fumeur de profession, pour avoir l'érythème livide, doit être un lymphatique. En d'autres termes, l'agent provocateur, en réveillant l'élément morbide, le laisse toujours en rapport avec sa nature, c'est-à-dire avec l'espèce à laquelle il appartient.

Après l'érythème, viennent quelques lésions communes faites de gonflement, d'épaisseur de tissus, etc., sur couleur encore assez franche, mais qui n'est pas. ce ton vif de la bonne réaction inflammatoire. Ces lésions, peu sensibles à la médication, tournent bientôt à l'ulcération, ulcération marginale du bord du voile du palais, ulcération perforante, etc., à l'instar des lésions plus particulièrement spécifiques.

Puis enfin, ces lésions spécifiques elles-mêmes! Elles relèvent toutes du lupus comme types et se présentent sous forme de lupus érythémateux, de lupus hypertrophique à tubercule solitaire, à tubercules conglomérés, offrant par leur développement des saillies bourgeonnantes d'un rouge vif, à surface saignante, à interstices puriformes, caractères qui peuvent être aussi ceux de la muqueuse des lèvres, des gencives, des joues.

Parfois si l'on s'en référait à l'état d'amincissement des parties, il semblerait que l'affection ait été plutôt une sorte d'*atrophie* interstitielle (lupus atrophique), et la gorge paraîtrait élargie, comme caverneuse (cavernous stroat). C'est là un aspect que décrit le Dr Green (de New-York) à propos de la tuméfaction, de l'épaississement du voile du palais, qui accompagneraient dans un certain nombre de cas — le premier degré de l'angine glanduleuse. L'auteur a-t-il trop accordé aux apparences? N'a-t-il pas confondu des lésions spéciales avec des lésions communes et la granulation de l'angine avec l'état granuleux organique (lupus)? Il ne peut en être autrement.

Les ulcérations de la lympho-scrofule se rapportent soit aux scrofulides légères, soit aux scrofulides graves.

Pour celles du premier ordre, il est difficile d'assister à leur processus, l'indolence de toutes lésions lymphatiques fait qu'on les surprend à leur période d'état, c'est-à-dire faites, achevées.

Sur une jeune femme de vingt ans, mère de deux enfants et affectée depuis son enfance d'une boiterie suite de coxalgie, j'ai eu à observer cinq ou six ulcérations de la paroi postérieure du pharynx, dans les conditions suivantes : du volume d'une pièce de 50 centimes, à forme circulaire, elles apparaissent sur une muqueuse mince, normale, comme faite à l'emporte-pièce, peu profondes, à fleur de muqueuse, à fond et à parois lisses (c'était la descendante d'une lymphatique et d'un goutteux), complètements indolentes d'ailleurs et peu susceptibles de réaction sous l'influence des cautérisations ; à quelques années de distance, je retrouvais la même patiente évoluant en phtisie sous une forme générale (dénutrition, perte de forces, sueurs, etc.).

Les ulcérations se rapportant aux scrofulides ulcéreuses primitives de la gorge dérivent tantôt d'une pustule (Homolle, Fougère, *Thèses* 1875, 1871), tantôt d'une papulo-pustule (Isamber, *Mém. Soc. hôp.*, 1871), d'éminences tuberculeuses multiples (Isambert) ou isolées (Homolle). Sur une surface comme le fond du pharynx, elles se présentent sous forme d'ulcération régulière comme irrégulière, à fond jaunâtre qu'on a comparé à de la couenne à peine humide, à du mastic, à du tissu adipeux. D'autres fois le fond est bourgeonnant, mamelonné... C'est quand l'ulcération dérive du lupus même.

Sur le voile du palais, l'ulcération peut revêtir trois formes distinctes : Echancrure marginale. — Sous l'influence de lésions communes, un liséré blanc grisâtre, comme fibrineux, occupe le bord postérieur du voile du palais, qui fait bientôt place à une perte de substance de 2 à trois millimètres. Ulcère perforant. — L'ulcération a toutes les formes et tous les aspects suivant le métissage et la dominante de l'état constitutionnel, la période évolutive : perte de substance, circulaire, ovale, allongée..., fond rosé, bords amincis, comme coupés à l'emporte-pièce (période de *statu quo*); fond à enduit muco-purulent, bords un peu saillants (période d'évolution); fond granuleux rose (période de guérison). Muqueuse périphérique d'un rouge plus ou moins sombre.

Echancrure et perforation proviennent-elles de la marche du lupus, leurs bords sont fortement granuleux. Division en rideaux. — Quand l'ulcération perforante part du voisinage d'un bord libre, jusqu'à ce bord, dont il interrompt la continuité, le voile se trouve partagé en deux lambeaux flottants qui s'écartent à la manière de deux rideaux (Fournier). C'est le fait de toute ulcération simple, organique, syphilitique (gomme).

Sur des surfaces comme le fond du pharynx, la cicatrisation se présente irrégulière, à teinte pâle ou nacrée, légèrement déprimée, lisse ou sillonnée de brides en forme de rayons... Le simple travail de régression des parties siège du lupus amène au même résultat.

L'évolution ulcéreuse entraîne entre parties contiguës des adhérences cicatricielles, partant des déformations et des troubles fonctionnels. Par suite de ces adhérences, l'orifice de communication des cavités nasale et pharyngienne a pu être réduite au diamètre d'une plume d'oie.

En fait de troubles fonctionnels, les lésions de la lympho-scrofule sont remarquables par leur indolence. Encore cette indolence est-elle plus en rapport avec l'infiltration des tissus qu'avec leur ulcération. Quoi qu'il en soit, ces troubles se rapportent aux phénomènes de la déglutition d'une part (reflux des aliments par les fosses nasales), et aux troubles de la phonation de l'autre. De nasonné qu'est le timbre de la voix avec les lésions communes, avec les pertes de substance, la voix devient confuse, inarticulée, inintelligible en un mot.

L'histoire de l'état physiologique ou pathologique de l'amygdale ne diffère en rien de celle des autres portions de l'isthme du gosier. L'augmentation de volume peut être ici aussi normale que l'est l'épaisseur de la muqueuse pharyngienne dans les conditions de lymphisme physiologique. « Les variations congénitales, écrit Lasègue (p. 345, *loc. cit.*,), consistent non seulement dans le volume plus ou moins augmenté de l'organe, mais dans sa *coloration*, sa *conformation* apparente. La surface est presque lisse ou présente des anfractuosités, des saillies, des déchirements attribués à tort à des lésions pathologiques. »

Les conditions de tempérament dans lesquelles les amygdales sont tantôt augmentées de volume, tantôt réduites, sont au surplus fournies par l'aspect physiologique des portions voisines, du pharynx en un mot.

Cela étant, l'amygdalite aiguë est érythémateuse (érythème passif), érythémato-catarrhale, catarrhale simple, épithéliale (pultacée), phlegmoneuse. « Contrairement à l'opinion admise, écrit le Dr Vidal, cette forme phlegmoneuse nous paraît être un mode spécial de l'amygdalite plutôt qu'une de ses terminaisons (1). »

Terminaison ou complication ulcéreuse, gangréneuse, diphthérique, etc., sont attachées moins à la forme qu'à l'espèce.

A l'état chronique on reconnaît une forme catarrhale (2) (sécrétion épithéliale à transformation plus ou moins graisseuse) et une forme hypertrophique. L'hypertrophie comprend l'augmentation de volume et de nombre (hypergénèse, hyperplasie) de tous les éléments de la glande (3) avec dilatation des lacunes par des cellules lymphatiques, des concrétions calculeuses, des microbes même. D'où muqueuse épaissie, ramollie ou indurée. En somme, inflammation plus ou moins scléreuse.

Comment interpréter cette inflammation plus ou moins scléreuse? Ne constituerait-elle pas une forme mixte où l'arthritisme jouerait son rôle? Ne voyons-nous pas en effet des espèces opposées siéger sur l'amygdale, l'inflammation simple et l'herpès par exemple?

---

(1) Art· AMYGDALITE. *Dict. ency l. sc. méd.*

(2) BOUCHUT, *Gaz. Hop.* n° 82, 1876.

(3) CORNIL, *Union médicale.* 1881.

V

Poursuivons ces notions d'espèces dans les maladies générales qu'elles compliquent :

Et d'abord, dans les fièvres éruptives. — L'angine de la scarlatine est érythémateuse. Cet érythème, pour des raisons individuelles ou de tempérament, est plus ou moins vif, et la congestion, si elle est active, peut aussi être passive. (1).

Mais la scarlatine peut provoquer d'autres espèces d'angines : 1º l'angine pultacée ; 2º l'angine diphtéritique : 3º l'angine gangreneuse.

L'angine de la rougeole est un érythème plus ou moins granuleux (*Traité de angines*, p. 43), qui peut se compliquer de la forme catarrhale fixée aux fosses nasales ou généralisée. Les complications gangréneuses ne sont pas rares.

L'éruption pustuleuse de la variole ne se prête à des considérations de tempérament que par l'infiltration périphérique séreuse ou purulente dont elle peut s'accompagner, notamment aux replis aryténo-épiglottiques. L'angine herpétique peut coïncider. (Lasègue).

L'angine, dans la fièvre typhoïde, peut être une angine catarrhale amygdalienne (Jaccoud), une angine érythémateuse (Carrieu), pultacée (Chédevergne), spécifique, à muguet (Damaschino, Duguet), diphtéritique (Peter), ulcéreuse simple ou aphteuse (Duguet), ulcéreuse profonde (Landouzi) (2), ulcéreuse superficielle composée (Du Castel), ulcéro-membraneuse, gangréneuse. L'espèce spécifique peut occuper un temps le pharynx (muguet) et céder la place à une espèce commune, à des ulcérations simples (Damaschino et Duguet).

Dérignac, dans sa thèse (1883), étudiant le mode pathogénique local de l'ulcération, en fait une inflammation folliculaire !

---

(1) Lasègue, *Traité des angines*, p. 17
(2) *Soc. méd. hôp.*, 1883

Pour être syphilitique, on n'en est pas moins arthritique ou lymphatique. — Examinons les lésions spécifiques. L'érythème syphilitique n'existe pas : « Certes, écrit le professeur Fournier, j'ai vu bien souvent des malades syphilitiques présenter une certaine rougeur de l'isthme guttural. Cette rougeur ne m'a jamais paru dotée d'attributs spéciaux et, d'autre part, je l'ai rencontrée non moins souvent chez des sujets sains (1). » Enregistrons en passant le fait accepté d'un érythème physiologique.

Les érosions opalines secondaires (plaques muqueuses) sont souvent assez *indolentes* pour passer inaperçues, d'autres fois elles déterminent plutôt de la *gêne* qu'une douleur véritable, d'autres fois elles se traduisent par les phénomènes *chaleur, sécheresse, douleur* à la déglutition. « Les syphilis gutturales, poursuit le professeur Fournier, ne rendent pas toujours compte de toutes les douleurs de gorge dont se plaignent les syphilitiques. J'ai vu plus d'une fois des malades accuser des douleurs d'angine sans présenter à la gorge la moindre lésion appréciable (*loc. cit.*, p. 438). » N'est-ce pas là le rhumatisme arthritique fonctionnel !

Ici se place une remarque de Lasègue à propos de ces syphilides secondaires, dites plaques muqueuses : « Elles ne représentent pas un des chaînons indispensables de la série des phénomènes constitutionnels. Extrêmement confluentes chez certains, elles n'existent pas chez d'autres à lésion primitive identique. Ces contradictions donnent à croire que le tempérament du malade est un des éléments essentiels qui appelle ou annule leur développement, etc. »

Il est aussi des syphilis secondaires ulcéreuses. « Parfois vous rencontrerez sur la région amygdalienne des syphilides *ulcéreuses* entamant le derme muqueux, *pultacées* ou rougeâtres de fond, arrondies ou irrégulières, douloureuses, etc. (Fournier, *loc. cit.*, p. 439.)

D'un autre côté, l'état de lympho-scrofule donne à l'accident primitif, quand il a son siège sur l'amygdale, une forme diphthéritique, gangréneuse, dont objecti-

---

(1) *Leçons sur la syphilis*, p. 439

vement il n'est pas facile, il est impossible de le différencier (1), et pour le jugement de laquelle l'apparition seule d'accidents secondaires décide.

C'est à la scrofule que la syphilis doit ses formes graves. — L'ulcération spécifique secondaire lui emprunterait un fond pulpeux, fongueux, pâle, jaunâtre, une couleur sombre de la zone périphérique, une marche phagédénique, une résistance à la médication spécifique, une résistance moindre, une amélioration même suivie de guérison de par une médication plus spéciale à la strume, comme la médication sulfureuse, ainsi qu'il nous a été donné de l'observer (2), même sur l'abandon de la médication spécifique.

Parallèlement au lupus hypertrophique de la gorge, il y aurait une syphilide végétante hypertrophique, vrai lupus syphilitique qui s'en distinguerait par une extension plus grande aux tissus, mais avec moins de tendance à la destruction!

Les caractères d'espèce se retrouvent également dans la tuberculose pharyngienne. Les auteurs anciens avaient décrit les aphthes chez les phtisiques (Bayle, Franck, Dugès; sans examiner les rapports de cause à effet ou de coïncidence. Lasègue avait entrevu un second élément, les varices de l'arrière-gorge, et observé leurs rapports avec la phthisie en général (3).

Quels sont les éléments de l'angine tuberculeuse, à forme miliaire, la granulation miliaire à part? La muqueuse peut être portée au double et triple de son épaisseur normale; elle est alors rugueuse, chagrinée, d'une teinte rouge sombre ou livide (4). En même temps gonflement amygdalien et tuméfaction des follicules de la base de la langue. Tantôt l'inflammation aiguë s'emparant de ces follicules aboutit au ramollissement et à la formation d'ulcères folliculaires. Tantôt, sur un molimen inflammatoire moindre, il se fait une infiltration néoplasique, un véritable adénome des follicules; la désagrégation en un point central s'em-

---

(1) *Arch. gén. de médecine*, 1884.
(2) *Ann. Soc. hydrol.*, p. 277; 1884.
(3) *Traité des angines*, p. xix et xxii, et 288 et 289.
(4) Barth, De l'Angine tuberculeuse. (*Thèse*, p. 84; 1880.)

pare des éléments embryonnaires devenus granuleux,
d'où formation d'une série de petits foyers à ramollissement, ulcération simple ou composée que de vérita-
bles granulations tuberculeuses peuvent venir occuper
sur leurs bords et dans leur voisinage (*loc. cit.*, p. 41). —
Premier aspect. Sans compter que la granulation miliaire par elle-même aboutit à l'ulcération. Donc tantôt
l'ulcération est spécifique, tantôt elle est commune.

L'ulcération, soit spécifique, soit commune constituée,
des lésions nouvelles d'ordre exclusivement commun
peuvent surgir : bourgeons charnus faits de tissu em-
bryonnaire, parties centrales ayant subi la transformation fibreuse. Les glandes en grappe sont hypertrophiées, à trois et quatre fois leur épaisseur (1). Les
cloisons interlobulaires, les parois des acini prolifèrent;
bref la *néoformation fibreuse* aboutit à un nodule glan-
dulaire, à amas cellulaire central indistinct, à limitation
périphérique nette et entourée d'une gangue très prononcée de tissu fibreux. (Barth, *loc. cit.*, p. 40.) —
Second aspect.

D'où deux formes de tuberculose : l'une à lésion
spécifique, la miliaire aiguë ; l'autre à lésions communes
(phthisie vulgaire); celles-ci de deux ordres, formatives
ou destructives (2), qui peuvent rester telles ou à qui, en
dernier terme, la granulation miliaire peut s'adjoindre.
Aussi rien de plus fréquent que de voir dans l'évolution
d'une phthisie générale ou pulmonaire des ulcérations
simples se produire soit au pharynx, soit aux diverses
parties du larynx, cordes vocales comprises (3).

VI

La thérapeutique reproduit en les confirmant les
données qui s'appliquent à la considération des espèces.

---

(1) « L'angine glanduleuse est une complic tion commune de la phtnisie
pulmonaire; elle en est souvent le prélude, et des phénomènes généraux
d'arthritisme l'accompagnent. » G. DE MUSSY, *De l'Angine glanduleuse*,
p. 85, 116.
(2) *Bull. Soc. méd. hôp.*, p. 171.
(3) G. DE MUSSY, *Traité de l'angine glanduleuse*, p. 82.

Aux causes générales s'adressent les médications générales représentées par les divers genres d'eaux minéro-thermales. Et comme ces causes générales se jugent par l'élément vital, qui commande aux espèces, le stimulus en plus ou en moins, deux classes d'eaux thermales maîtresses apparaissent d'abord, les eaux altérantes et stimulantes formant les médications et les actions de même nom.

Si la nature n'avait à nous offrir que des types extrêmes et opposés, l'indication de l'une et de l'autre médication se poserait d'elle même et d'emblée. Mais l'hybridité morbide créant le métissage et s'exprimant en phénomènes de nature différente se réclame tour à tour d'une médication opposée.

Lasègue avait supérieurement entrevu cette succession comme cette opposition de faits : « Les eaux alcalines et sulfureuses occupent le premier rang dans l'ordre des modificateurs et répondent à des indications moins aisément définies qu'on serait tenté de le croire. On dit que les eaux sulfureuses conviennent aux femmes atoniques, aux malades chez lesquels il y a lieu de solliciter une irritation substitutive, et les eaux alcalines répondraient aux conditions contraires. La règle serait excellente si les malades atteints de catarrhe laryngé étaient aussi conséquents qu'on l'admet avec leur constitution supposée. Dans le cours de leur affection essentiellement chronique, mobile par son processus, le même individu représente alternativement l'irritabilité et l'atonie exagérées. Il faut faire la balance des deux et agir en conséquence. (*Loc. cit.*, p. 343). »

S'adressant donc au stimulus en *moins*, la médication sulfureuse le redresse, et ce redressement exprimé par le remontement fonctionnel général est tel, en certaines circonstances, qu'il fait l'*action spéciale* de la médication sulfureuse, action éminemment tonique. En effet, dans le traitement de la syphilis entée sur un fort lymphisme, il se peut que le traitement spécifique étant sinon nuisible, du moins indifférent, le traitement sulfureux plus spécial au lymphisme, tantôt permet au premier de reprendre son action, tantôt la reprend pour lui-même, a en un mot tous les effets de la médication spécifique.

Puisqu'elle est excitante de sa nature, la médication sulfureuse stimulera, excitera tous les éléments morbides, le catarrhe en premier lieu, puis la congestion, en leur faisant subir cette action modificatrice curatrice, qu'on connaît sous le nom de substitutive, provoquera, d'autre part, à l'action formative des éléments (hypertrophie, sclérose) dans des conditions particulières d'arthritisme, etc. C'est que, lorsque le stimulus local domine, il est un point où toute action excitante est nocive. Lasègue voyait dans ce fait même le seul caractère pathognomonique d'espèce. « C'est celui qui fait que l'angine chronique, de nature goutteuse, reçoit de toute cautérisation directe une exacerbation particulière. » *(Des Angines,* p. 310.)

Action générale retentissement de l'action générale sur l'état local, action locale!... Il n'est aucune de ces questions dont, avec les enseignements déjà donnés par les faits et que nous venons d'exposer, l'esprit ne puisse préjuger à l'avance!

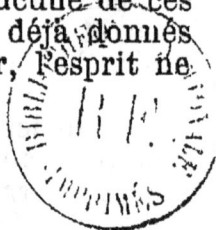

'ordeaux. — Imprimerie J. Durand, rue Condillac 20

BORDEAUX
IMP. J. DURAND
RUE CONDILLAC
20

291